BEI GRIN MACHT SICH IHR WISSEN BEZAHLT

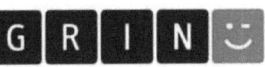

Exzerpte einer qualitativen Studie über das Erleben von postpartalen Depressionen und einer quantitativen Studie über heranwachsende Mütter

Saskia Obenlüneschloß

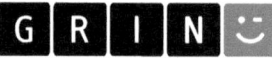

Bibliografische Information der Deutschen Nationalbibliothek:

Die Deutsche Nationalbibliothek verzeichnet diese Publikation in der
Deutschen Nationalbibliografie; detaillierte bibliografische Daten sind
im Internet über http://dnb.d-nb.de abrufbar.

ISBN: 9783389084755
Dieses Buch ist auch als E-Book erhältlich.

Druck und Bindung: Books on Demand GmbH, Norderstedt Germany
Gedruckt auf säurefreiem Papier aus verantwortungsvollen Quellen

Das vorliegende Werk wurde sorgfältig erarbeitet. Dennoch
übernehmen Autoren und Verlag für die Richtigkeit von Angaben,
Hinweisen, Links und Ratschlägen sowie eventuelle Druckfehler keine
Haftung.

Das Buch bei GRIN: https://www.grin.com/document/1514112

Hausarbeit

im Rahmen der Lehrveranstaltung

„HWB04 Wissenschaftliches Arbeiten I"

Titel:

„Exzerpte einer qualitativen Studie über das Erleben
von postpartalen Depressionen und einer
quantitativen Studie über heranwachsende Mütter "

Name: Obenlüneschloß

Vorname: Saskia

Abgabedatum: 31.08.2022

Inhaltsverzeichnis

Anmerkung der Redaktion: Einige Anlagen mussten aus urheberrechtlichen Gründen entfernt werden.

1 Einleitung

Diese Hausarbeit enthält zwei Exzerpte zu einer qualitativen und einer quantitativen Studie und befasst sich mit dem Lesen, Verstehen und Bewerten dieser Studien. Die Studien wurden frei gewählt und mittels einer oberflächlichen und unspezifischen Suche auf verschiedenen Datenbanken ausgewählt.

Die qualitative Studie befasst sich mit der Fragestellung, wie die Erfahrungen von Eltern mit postpartalen Depressionen und elterlichem Stress nach der Geburt in Schweden ausfallen. Die Auswertung hierbei erfolgt mit Hilfe des CASP-Bogens für qualitative Studien. Die quantitative Studie befasst sich mit der Frage, wie sich ein Mutter-Kind-Interventionsprogramm auf die mütterliche Sensibilität und die kindliche Reaktionsfähigkeit bei Mutter-Kind-Paaren mit heranwachsenden Müttern auswirkt. Die Bewertung erfolgt hierbei mit dem Bogen zur Beurteilung einer Interventionsstudie.

2 Exzerpt Qualitative Studie

2.1 Titel der Studie

„Mothers' and fathers' lived experiences of postpartum depression and parental stress after childbirth: a qualitative study" (Johansson et al., 2020).

2.2 Bibliographische Angaben

Johansson, M., Benderix, Y., & Svensson, I. (2020). Mothers' and fathers' lived experiences of postpartum depression and parental stress after childbirth: A qualitative study. *International Journal of Qualitative Studies on Health and Wellbeing, 15*(1), 1722564. https://doi.org/10.1080/17482631.2020.1722564

2.3 Hintergrund

Es ist aufgefallen, dass postpartale Depressionen ein zuverlässiger Prädiktor für elterlichen Stress sind (Leigh & Milgrom, 2008). Zudem bemerkten die Forscher der oben genannten Studie, dass sich hauptsächlich quantitative Studien mit der Prävalenz von postpartalen Depressionen und elterlichem Stress auseinandersetzen und haben einen Mangel an wissenschaftlichen Studien gesehen, die sich auf die Erfahrung von Müttern und Vätern mit postpartalen Depressionen und elterlichem Stress konzentrieren. Deswegen ist das Ziel der oben genannten Studie die Erfahrungen von Müttern und Vätern mit postpartalen Depressionen und elterlichem Stress nach der Geburt ihres Kindes in Schweden zu erforschen. Zudem ist die Studie ein Teil einer größeren Studie.

2.3.1 Eigene Notizen

Da postpartale Depressionen und elterlicher Stress nur sehr gering erforscht ist und dies vor allem bei Vätern ist es wahrscheinlich unangebracht direkt eine Studie mit Müttern und Vätern zu führen. Eventuell hätte man besser erst eine Studie geschlechtergetrennt durchführen können, da doch ein großer Unterschied im Erleben von Müttern und Vätern zu sehen ist, so dass man sich erst auf eine Gruppe fokussieren kann. Zudem ist zu erwähnen, dass die Studie zwar Teil einer größeren ist, es wurde aber nicht weiter drauf eingegangen, sodass man nicht weiß, worum es sich eigentlich in der größeren Studie handelt und inwieweit die aktuelle Studie ein Teil davon ist.

2.4 Methode

Für die Studie wurden fünfzehn Teilnehmer rekrutiert, die das Kindergesundheitszentrum aufgesucht, depressive Symptome und psychischen Stress erlebt haben und eigenes Interesse an der Studie gezeigt haben. Die Kinder der Teilnehmer waren zum Zeitpunkt der Befragung etwa 2,5 Jahre alt. Alle Schritte der Forschung wurden im Regional Ethics Review Board in Linköping in Schweden durchgeführt, wovon sie auch die ethische Genehmigung zur Forschung erhielten. Die Forscher haben für die Datenerhebung leitfadengestützte Interviews geführt. Dafür wurde im Vorhinein ein Plan mit nicht-direktiven, offenen Fragen erstellt, welcher nicht strikt befolgt wurde, sondern in den Erzählprozess der Teilnehmer durch Nachfragen eingebaut wurde. Diese Fragen werden in der Tabelle „Table 1. Interview guide." (Johansson et al., 2020, S.3) aufgezeigt. Potenzielle Voreingenommenheiten der Forscher vor und während des gesamten Forschungsprozesses wurden mithilfe des Bracketing versucht zu minimieren. Die Gespräche dauerten etwa 45-90 Minuten, wurden digital aufgezeichnet, wortwörtlich transkribiert und dann mit Hilfe der interpretativen phänomenologischen Analyse in fünf Schritten analysiert. Im ersten Schritt machten sich zwei Forscher getrennt voneinander mit den Transkripten vertraut und notierten alle wesentlichen Aspekte, Beobachtungen und vorläufigen Interpretationen heraus. Im nächsten Schritt wurden alle auftauchenden Themen notiert und in spezifischere Themen umgewandelt und geclustert. Daraufhin wurden die Themen, gemeinsam von beiden Forschern, die von mehr als der Hälfte der Teilnehmer benannt wurden als wichtig eingestuft und in Hauptkategorien eingeordnet, um eine ideografische Perspektive zu fördern. Diesen Hauptkategorien wurden dann Überschriften gegeben. Anschließend wurden hieraus erneut die wichtigsten Themen herausgearbeitet. Über all diese Schritte hat ein dritter Forscher erneut drüber gelesen, um sicherzustellen, dass die Themen von Bedeutung sind. Zum Schluss sind fünf Themen herausgearbeitet wurden, welche im Weiteren analysiert wurden und als Erkenntnisse dienen.

2.4.1 Eigene Notizen

Anzumerken ist, dass es kaum Informationen über die Rekrutierung der Teilnehmer gibt und wie sie auf die Studie aufmerksam gemacht wurden. Zudem gibt es keine Angaben zu Auswahlkriterien der Teilnehmer. Außerdem ist anzumerken, dass keine Informationen über den genauen Ablauf und die Rahmenbedingungen der Interviews genannt werden. Anzumerken ist auch, dass nicht berichtet wird, wie die Befragung den Teilnehmern erklärt wurde.

2.5 Ergebnisdarstellung

Die Ergebnisse wurden aus den fünf herausgefilterten Hauptthemen genommen. Diese Themen sind in der Studie in der Tabelle „Table 2. Participants experiences during first years after childbirth." (Johansson et al., 2020, S.4) dargestellt. Zudem werden die Ergebnisse mit Zitaten der Teilnehmer belegt.

2.5.1 Unzulänglichkeiten, die sich aus externen oder internen Anforderungen ergeben

Die Ergebnisse zeigen, dass Mütter und Väter elterlichen Stress erleben, jedoch auf unterschiedliche Weise. Dabei ist bei beiden Parteien ein unterschwelliges Gefühl der Unzulänglichkeit zu erleben. Väter erleben eher externe Anforderungen wie die gemeinsamen Kinderbetreuung, Anforderungen an das Arbeitsleben, wenn das Kind krank ist und wenn sich Sitzungen verschieben. Als stärkste Anforderung wird von Vätern die Einschränkung bei der Kinderbetreuung erlebt. Die Mütter erleben dabei den elterlichen Stress eher durch interne Anforderungen, wie an ihre Kinder, ihre Familien und die häusliche Situation. Viele Mütter fühlen sich überwältigt von der Verantwortung für ihre Familien zu sorgen und ihr Wohlbefinden gerät in eine Abwärtsspirale. Einige Mütter erleben zu dem, dass ihre Ehemänner nach der Geburt immer mehr abwesend sind und fühlen sich so allein gelassen mit der neuen Situation.

2.5.2 Probleme in der Schwangerschaft oder eine traumatische Geburt

Hierbei bezieht es sich vor allem auf die Mütter. Während die Väter angeben, dass sie nach der Geburt Stressgefühle im Alltag empfinden und ein Gleichgewicht zwischen Beruf und Bewältigung der Elternrolle finden müssen, gibt kein Vater an, dass er sich depressiv gefühlt hat, trotz Komplikationen während Schwangerschaft und Geburt ihrer Frauen. Bei den Müttern hingegen sieht man die Auswirkungen von Problemen in der Schwangerschaft. Diese erfahren öfter das Gefühl depressiv zu sein oder elterlichen Stress zu erfahren. Viele haben auch nach längerer Zeit das Bedürfnis noch über ihre traumatischen Erfahrungen zu reden und haben die Situationen noch nicht verarbeitet. Zudem erleben viele Mütter mit solchen Erlebnissen eine Schwierigkeit sich emotional mit ihrem Kind zu verbinden und ein Gefühl der Einsamkeit und Überforderung, wenn ihre Männer aus Platzmangel oder krankem Kind nicht mit in der Klinik bleiben können.

2.5.3 Unterschiedliche Erfahrungen mit der Unterstützung der Gesundheitsfürsorge für Kinder

Hierbei sind unterschiedliche Erfahrungen von Müttern und Vätern zu sehen. Dabei fällt auf, dass viele die Unterstützung der Gesundheitsfürsorge für Kinder bemängeln. Es wird beschrieben, dass nur kurzer Kontakt dort herrscht, kaum Unterstützung, besonders für die Väter, kommt und auch kaum nach dem Befinden gefragt wird, vor allem bei den Vätern. Ein Vater berichtet jedoch auch, dass die Unterstützung sehr gut ist. Alle Mütter haben das Screening für Postpartale Depressionen durchgeführt und einige beschreiben negative Erfahrungen mit der späteren Unterstützung, welche zum Teil nicht angeboten wurde. Einige andere Mütter beschreiben jedoch auch gute Erfahrungen mit der Unterstützung und erleben diese als sehr hilfreich. Viele Mütter berichten zudem, dass es ihnen nicht leicht fällt über ihre postpartalen Depressionen und Ängste zu sprechen.

2.5.4 Beziehungsprobleme mit dem Partner

Die meisten Mütter erleben die Beziehung zu ihrem Partner nach der Geburt als angespannt, sie fühlen sich von ihrem Partner im Stich gelassen und erleben ein Gefühl der Einsamkeit. Viele Mütter haben das Gefühl die volle Verantwortung zu übernehmen, schämen sich oder sind wütend, dass sie keinen Partner haben, der sie so unterstützt. Dies kann ein Grund für eine Beendigung der Partnerschaft werden. Die Väter erleben nach der Geburt einen Mangel an Intimität und sexuelles Verlangen, was auch die Beziehung belastet und Grund späterer Trennung sein kann.

2.5.5 Verwundbarkeit durch frühere Traumata

Viele Mütter beschreiben Erfahrungen emotionaler und körperlicher Misshandlung aus ihren Herkunftsfamilien, so wie eingeschränkte emotionale und praktische Unterstützung und zum Teil auch völlige Vernachlässigung.

2.5.6 Eigene Notizen

In der Ergebnisausarbeitung wird oft kein Bezug zu der eigentlichen Fragestellung genommen, so dass man oft nicht weiß, was genau zusammenhängt.

2.6 Diskussion

Aus den Erkenntnissen wird gefolgert, dass vor allem Männer Schwierigkeiten haben sich bei Problemen Hilfe zu holen, wie man auch an vorhergegangenen Studien sehen kann (Galdas et al., 2005). Zudem werden die Erkenntnisse belegt, dass wenn ein Elternteil von depressiven Symptomen oder elterlichem Stress betroffen ist, auch der andere häufig betroffen ist (Goodman, 2004). Außerdem wird die Erkenntnis, dass Probleme während der Schwangerschaft und der Geburt als Risikofaktor für postpartale Depressionen sein können und so die Mutter-Kind-Beziehung beeinträchtigen können, mit früheren Erkenntnissen belegt (Ballard et al., 1995). Dass Pflegepersonal ein wichtiger Bestandteil bei der Betreuung von postpartalen Depressionen sind wird auch durch vorhandenes Wissen unterstrichen (Actions, 2018). Zusätzlich wird zu anderen Erkenntnissen die Verbindung gezogen, dass sowohl das Wohlbefinden der Mutter, als auch das der

Väter für die Familienbeziehung wichtig ist und deshalb auch mehr Unterstützungsmöglichkeiten für Väter angeboten werden sollten (Hanington et al., 2012). Zuletzt wird auf die Erkenntnisse Bezug genommen, dass frühere Erfahrungen und Traumata Auswirkungen auf depressive Symptome und elterlichen Stress haben und auch mit bereits vorhandenem Wissen belegt (Éthier et al., 1995).

Die Forscher merken an, dass die Stichprobe demografisch nicht repräsentierbar ist, da die meisten Eltern über einen hohen Bildungsgrad verfügen, was aber auch dazu geführt hat, dass die Eltern ihre Erfahrungen gut ausdrücken konnten. Zudem denken die Forscher weiterund sind der Meinung, dass eine Studie über dieselben Erfahrungen mit Müttern und Vätern mit Migrationshintergrund durchgeführt werden sollte. Die Auswirkungen der Erkenntnisse sehen sie darin, dass vor allem Fachkräfte im Gesundheitswesen für die Unterstützung bei postpartalen Depressionen und elterlichem Stress gefördert und geschult werden sollten und schließen daraus, dass künftig die Rolle der Fachkräfte im Gesundheitswesen für Eltern mit postpartalen Depressionen und elterlichem Stress erforscht werden sollte.

2.6.1 Eigene Notizen

Die aus der Studie gewonnen Erkenntnisse konnten alle mit mehreren schon zum Teil seit Jahren vorhandenem Wissen belegt werden.

2.7 Gütekriterien der gewählten Studie

2.7.1 Darstellung der Kriterien nach CASP

Die ersten drei Fragen des CASP-Tools können mit „Yes" beantwortet werden, da ein Ziel klar benannt wird und auch das Design und Methode die richtige ist um dieses Ziel zu erreichen. Die vierte, fünfte und siebte Frage konnten nur mit „Can't Tell" beantwortet werden, da nur geringe und zum Teil keine Informationen über Auswahlkriterien, Ablauf und Rahmenbedingungen der Interviews und Erklärungen der Studie an die Teilnehmer gegeben sind.

2.7.2 Abschließende Bewertung

Die Studie gibt wenig Informationen über Rahmenbedingungen und auch wie genau und worüber die Teilnehmer auf die Studie aufmerksam geworden sind wird nicht benannt. Zudem sind keine neuen Erkenntnisse aus der Studie herausgekommen, es wurden jedoch Lücken in der Forschung aufgewiesen und somit neue Forschungsziele aufgebracht.

3 Exzerpt Quantitative Studie

3.1 Titel der Studie

"A mother–child intervention program for adolescent mothers: Results from a randomized controlled trial (the TeeMo study)" (Firk et al., 2021)

3.2 Bibliographische Angaben

Firk, C., Dahmen, B., Dempfle, A., Niessen, A., Baumann, C., Schwarte, R., Koslowski, J., Kelberlau, K., Konrad, K., & Herpertz-Dahlmann, B. (2021). A mother–child intervention program for adolescent mothers: Results from a randomized controlled trial (the TeeMo study). *Development and Psychopathology*, *33*(3), 992–1005. Cambridge Core. https://doi.org/10.1017/S0954579420000280

3.3 Hintergrund

In der Gesellschaft ist bekannt, dass heranwachsende Mütter und ihre Kinder häufig unter diversen Schwierigkeiten leiden und heranwachsende Mütter weniger Sensibilität für die Bedürfnisse des Kindes zeigen (Jaffee et al., 2001; Krpan et al., 2005). Zudem haben heranwachsende Mütter häufiger Widrigkeiten in ihrer Kindheit erlebt als erwachsene Mütter (Garwood et al., 2015). Daraus lässt sich ein Kreis erschließen, dass Mädchen von heranwachsenden Müttern aufgrund des frühen Risikos eher dem Risiko ausgesetzt sind, im Heranwachsendenalter Mutter zu werden. Um heranwachsenden Müttern zu helfen wurde das Hausbesuchsprogramm STEEP (Step Towards Effective and Enjoyable Parenting) entwickelt, dieses zeigte jedoch widersprüchliche Ergebnisse (Erickson & Egeland, 2004). Ziel der aktuellen TeeMo-Studie ist es daher im Rahmen des deutschen UBICA-Konsortiums (Understanding and Breaking the Intergenerational Cycle of Abuse) mit einer Adaption des STEEP-Programmes, dem STEEP-b-Programm, eine Evaluation auf die Mutter-Kind-Interaktion zu führen.

3.3.1 Eigene Notizen

Die Studie gibt im Hintergrund viel wissen zu Schwierigkeiten bei heranwachsenden Müttern an, jedoch kaum Informationen über das Ursprungsmodell STEEP.

3.4 Methode

Die Studie ist als randomisierte, kontrollierte Studie mit zwei Parallelgruppen konzipiert und im primären Fokus liegen die mütterliche Sensibilität und die kindliche Reaktionsfähigkeit nach neun Monaten der Intervention mit dem STEEP-b-Programm. Das STEEP-b-Programm möchte durch STEEP-b-Trainer, qualifiziertes Personal, über einen Zeitraum von neun Monaten und zwei bis drei wöchigen Sitzungen mit Hilfe von Videofeedback-Techniken aus freien und strukturierten Interaktionssituationen die elterliche Sensibilität verbessern. Bei der Kontrollgruppe wurde drauf geachtet, dass keine Interventionen mit Video-Feedback-Methoden angewendet wurden. Durchgeführt wurde die Studie an der Klinik für Kinder- und Jugendpsychatrie, Psychosomatik und Psychotherapie der Uniklinik RWTH Aachen, Deutschland. Ethisch genehmigt wurde die Studie von der Ethikkommission der medizinischen Fakultät der RWTH Aachen. Die Teilnehmer, heranwachsende Mütter und ihre Kinder wurden über verschiedene Institutionen rekrutiert und nach bekundetem Interesse für ein weiteres Screening kontaktiert. Die Einschlusskriterien nach denen selektiert wurde lassen sich in zwei Obergruppen einteilen, mütterliche und kindliche Kriterien, dies ist genauso bei den Ausschlusskriterien, genauere sind angegeben in der ersten Tabelle „Table 1. Inclusion and exclusion Criteria" (Firk et al., 2021, S.994). Die Mutter-Kind-Paare die die Kriterien erfüllten und ihr schriftliches Einverständnis, oder das der Vormünder gaben wurden zum weiteren Verfahren zugelassen. Daraufhin wurde bei Punkt T1, eine erste grundlegende Bewertung durchgeführt, wessen Ergebnisse in der 2. Tabelle „Table 2. Sample characteristics" (Firk et al., 2021, S.997) zu finden sind. Diese Messungen wurden nach den neun Monaten Intervention, an Punkt T2, sowie nach 6 Monaten nach Intervention an Punkt 3 wiederholt, bei der Kontrollgruppe ohne Intervention auch. Danach wurden die Teilnehmer-Paare randomisiert mit Hilfe eines randomisierungs-Tool zugeteilt. Eine Verblindung bei den Teilnehmern sowie bei den STEEP-b-Trainern war nicht möglich, alle Bewertungen und Ergebnismessungen an den Punkten T1, T2 und T3 wurden jedoch von verblindetem Forschungspersonal durchgeführt.

Die Messungen der Ergebnisse wurden in primäre und sekundäre Ergebnismessungen eingeteilt. Zu den primären Ergebnisvariablen gehören die mütterliche Sensibilität und die kindliche Reaktionsfähigkeit, welche zu den

Ergebnismessungen gemessen wurden. Dafür wurde die Mutter-Kind-Interaktion in einer Freispielphase zwischen Mutter und Kind und einer altersgemäßen Stresssituation per Video aufgenommen und anschließend von ausgebildeten Kodierern bewertet. Bewertet wurde die Interaktion durch die „emotional Availability Scales" und die „Emotional Attachement Zones Evaluation" (Saunders et al., 2017). Mit dem Cohen's Kappa wurde die Bewertung der primären Outcomemessungen der Emotional Attachement Zones Evaluation berechnet und verifiziert. Für die Emotional Availability Scale wurde für 37 zufällig ausgewählte Fälle die Intraklassen-korrelationkoeffizienten berechnet und zeigten ebenfalls eine Übereinstimmung zwischen den unterschiedlichen Kodierern. Die sekundären Ergebnisvariablen wurden nach Mutter und Kind aufgeteilt und jeweils mit verschiedenen Mess- und Bewertungsverfahren erfasst. Auf das Kind bezogen sekundäre Variablen sind die sozial-emotionale, kognitive, motorische und sprachliche Entwicklung. Auf die Mutter bezogen sind es die psychopathologischen Gesamtsymptome, sowie soziodemografische Daten.

3.4.1 Eigene Notizen

Das Vorgehen und die Schritte sind nachvollziehbar und deutlich. Der Fokus liegt auf den primären Ergebnismessungen.

3.5 Ergebnisdarstellung

Insgesamt wurden 56 Mutter-Kind-Paare in die Wertungen einbezogen. Wobei die Analyse durch das Intention-to-treat-Prinzip erfolgte, wobei jedes Paar den Daten zufällig zugewiesen wurde, unabhängig der Anzahl der teilgenommenen Sitzungen.

3.5.1 Primäre Ergebnisse

Der Mittelwert der mütterlichen Sensibilität liegt zum Zeitpunkt T1 bei der STEEP-b-Gruppe bei 3,76 und bei T2 bei 3,59 mit einem berechneten p-Wert von 0,98. Da der p-Wert größer als 0,05 ist, ist der unterschied nicht signifikant, was darauf hinweist, dass die Intervention keine signifikanten Auswirkungen bringt. Der Mittelwert der STEEP-b-Gruppe der kindlichen Reaktionsfähigkeit liegt zum Zeitpunkt T1 bei 3,89 und bei T2 bei 3,63, mit einem berechneten p-Wert von 0,84. Da dieser größer ist als 0,05, wird auch hier die Auswirkung der Intervention als nicht signifikant bezeichnet.

3.5.2 Sekundäre Ergebnisse

Bei den sekundären Messungen ist ein Interventionseffekt im elterlichen Bereich des Elternstress-Indexes gefunden. Der Mittelwert der STEEP-b-Gruppe liegt bei T1 bei 61,28 und bei T2 bei 62,22 mit einem p-Wert von 0,04, da dieser kleiner als 0,05 ist kann man von einer signifikanten Auswirkung der Intervention ausgehen, da der p-Wert im elterlichen Bereich bei der Weiterverfolgung T3 jedoch bei 0,58 liegt kann man dies nicht auf die Auswirkung der Intervention beziehen.

3.5.3 Allgemeine Ergebnisse

Die Ergebnisse werden in unterschiedlichen Tabellen festgehalten. Ein Ergebnis welches die Studie liefert ist, dass 95% der Mütter das STEEP-b-Training weiter empfehlen würden und 80% bezeugen, dass das Training ihnen geholfen hat die Bedürfnisse ihres Kindes zu verstehen. Zudem wurden zu Beginn der Studie bei dem ersten Messverfahren herausgefunden, dass nur 7,3% der Mütter in der Interaktion mit ihren Kindern als sensibel eingestuft werden, genauso wie nur 7,3% der Kinder als reaktionsfreudig entgegen ihren Müttern eingestuft werden.

3.5.4 Eigene Notizen

Erstaunlich, wie wenige Mütter und Kinder als sensibel und responsiv eingestuft werden.

3.6 Diskussion

Drei Einschränkung bei er aktuellen Studie sind zu beachten. Erstens, dass die geplante Stichprobengröße nicht eingehalten werden konnte, zweitens, dass drei Teilnehmer die die Intervention abbrachen durch die Intention-to-Treat-Analyse trotzdem mit einberechnet wurden und drittens, dass die Kodierung der Mutter-Kind-Interaktion möglicherweise zu grob ist. Die Erkenntnis, dass 7,3% der Mütter als sensibel ihren Kindern gegenüber zählen und 7,3% der Kinder ihren Müttern reaktionsfreudig sind kann mit anderen Risikogruppen verglichen werden und unterstreicht frühere Studien, dass heranwachsende Mütter weniger sensibel im Vergleich zu erwachsenen Müttern mit ihren Kindern umgehen (Frigerio et al., 2019; Krpan et al., 2005). Zudem wird gefolgt, dass um ein positives Erziehungsverhalten bei jugendlichen Müttern möglicherweise eher durch Langzeitinterventionen wirkungsvoller ist, wie eine Meta-Analyse zeigt, dass nur

Interventionen mit mehr als 16 Sitzungen wirksam sind (Wright et al., 2017). Feststellend kann man sagen, dass weiter Forschungsbedarf in diesen Bereichen gilt.

3.6.1 Eigene Notizen

Auf die wenigen Erkenntnisse aus der Studie konnten Belege gegeben werden und auch darauf, warum die Intervention keine signifikanten Auswirkungen hervorgebracht hat konnten Erklärungsansätze gegeben werden.

3.7 Gütekriterien der gewählten Studie

3.7.1 Darstellung der Beurteilungskriterien einer Interventionsstudie

Die Glaubwürdigkeit der Studie ist durch die Art der Rekrutierung und der Randomisierung sowie der begründeten Verblindung, beziehungsweise nicht-Verblindung und der Stichprobengröße gegeben. Die Aussagekraft der Studie ist zu bemängeln, da nach der letzten Ergebnismessung keine signifikanten Auswirkungen durch die Intervention sichtbar sind. Auch die Anwendbarkeit ist daher zu bemängeln, da die Interventionen keine signifikanten Ergebnisse gezeigt haben ist es schwer sie auf andere Personengruppen oder Situationen zu übertragen. Trotzdem werden alle relevanten Ergebnisse berichtet.

3.7.2 Abschließende Bewertung

Die Studie gibt wenige Ergebnisse die signifikant sind, woraus sich schließen lässt, dass die Studie nicht wirklich von Nutzen ist.

4 Zusammenfassung

4.1 Zusammenfassung

Die Ergebnisse der qualitativen Studie zeigen, dass vor allem Fachkräfte im Gesundheitswesen einen großen Einfluss auf Mütter und Väter und ihr erleben in der Zeit nach der Geburt ihres Kindes. Die quantitative Studie gibt nur wenige Erkenntnisse und zeigt genau deswegen mehr Forschungsbedarf in der Stärkung der Sensibilität von heranwachsenden Müttern ihren Kindern gegenüber.

4.2 Ausblick

4.2.1 Implikationen für die Praxis

Für die Praxis ist mitzunehmen, dass Hebammen als Fachpersonal im Gesundheitswesen und besonders im Bereich der Familienbetreuung im ersten Lebensjahr einen hohen Einfluss haben wie die Eltern diese Zeit erleben und sollten mit offenen Augen und Ohren die Familien betreuen, immer Angebot zum Reden geben und sich dem Einfluss immer wieder bewusst werden. Außerdem ist mitzunehmen, dass besonders heranwachsenden Müttern mit viel Unterstützung und Lehrbereitschaft begegnet werden sollte, um sie in der Sensibilität ihrem Kind gegenüber zu stärken.

4.2.2 Implikationen für die Hebammenforschung

Für die Hebammenforschung relevant ist vor allem die Frage danach, wie die mütterliche Sensibilität und die kindliche Reaktionsfähigkeit gestärkt werden kann, vor allem bei heranwachsenden Müttern. Zudem ist ein Forschungsbedarf darin, wie sich der Einfluss von Hebammen auf das Erleben von Eltern mit postpartalen Depressionen oder elterlichem Stress auswirkt.

5 Literaturverzeichnis

Actions, A. O. (2018). Position statement on screening and treatment of mood and anxiety disorders during pregnancy and postpartum. *Policy documents are approved by the APA assembly and board of trustees.*

Ballard, C. G., Stanley, A. K., & Brockington, I. F. (1995). Post-Traumatic Stress Disorder (PTSD) after Childbirth. *British Journal of Psychiatry, 166*(4), 525–528. Cambridge Core. https://doi.org/10.1192/bjp.166.4.525

Erickson, M., & Egeland, B. (2004). Linking theory and research to practice: The Minnesota Longitudinal Study of Parents and Children and the STEEP™ program. *Clinical Psychologist, 8*, 5–9. https://doi.org/10.1080/13284200410001672207

Éthier, L. S., Lacharité, C., & Couture, G. (1995). Childhood adversity, parental stress, and depression of negligent mothers. *Child Abuse & Neglect, 19*(5), 619–632. https://doi.org/10.1016/0145-2134(95)00020-9

Firk, C., Dahmen, B., Dempfle, A., Niessen, A., Baumann, C., Schwarte, R., Koslowski, J., Kelberlau, K., Konrad, K., & Herpertz-Dahlmann, B. (2021). A mother–child intervention program for adolescent mothers: Results from a randomized controlled trial (the TeeMo study). *Development and Psychopathology, 33*(3), 992–1005. Cambridge Core. https://doi.org/10.1017/S0954579420000280

Frigerio, A., Porreca, A., Simonelli, A., & Nazzari, S. (2019). Emotional Availability in Samples of Mothers at High Risk for Depression and With Substance Use Disorder. *Frontiers in Psychology, 10*, 577. https://doi.org/10.3389/fpsyg.2019.00577

Galdas, P. M., Cheater, F. M., & Marshall, P. (2005). Men and health help-seeking behaviour: Literature review. *Journal of advanced nursing, 49 6*, 616–623.

Garwood, S. K., Gerassi, L., Jonson-Reid, M., Plax, K., & Drake, B. (2015). More Than Poverty: The Effect of Child Abuse and Neglect on Teen Pregnancy Risk. *Journal of Adolescent Health, 57*(2), 164–168. https://doi.org/10.1016/j.jadohealth.2015.05.004

Goodman, J. H. (2004). Postpartum Depression Beyond the Early Postpartum Period. *Journal of Obstetric, Gynecologic & Neonatal Nursing, 33*(4), 410–420.

https://doi.org/10.1177/0884217504266915

Hanington, L., Heron, J., Stein, A., & Ramchandani, P. (2012). Parental depression and child outcomes – is marital conflict the missing link? *Child: Care, Health and Development, 38*(4), 520–529. https://doi.org/10.1111/j.1365-2214.2011.01270.x

Jaffee, S., Caspi, A., Moffitt, T. E., Belsky, J., & Silva, P. (2001). Why are children born to teen mothers at risk for adverse outcomes in young adulthood? Results from a 20-year longitudinal study. *Development and Psychopathology, 13*(2), 377–397. Cambridge Core. https://doi.org/10.1017/S0954579401002103

Johansson, M., Benderix, Y., & Svensson, I. (2020). Mothers' and fathers' lived experiences of postpartum depression and parental stress after childbirth: A qualitative study. *International Journal of Qualitative Studies on Health and Well-being, 15*(1), 1722564. https://doi.org/10.1080/17482631.2020.1722564

Krpan, K. M., Coombs, R., Zinga, D., Steiner, M., & Fleming, A. S. (2005). Experiential and hormonal correlates of maternal behavior in teen and adult mothers. *Hormones and Behavior, 47*(1), 112–122. https://doi.org/10.1016/j.yhbeh.2004.08.006

Leigh, B., & Milgrom, J. (2008). Risk factors for antenatal depression, postnatal depression and parenting stress. *BMC Psychiatry, 8*(1), 24. https://doi.org/10.1186/1471-244X-8-24

Saunders, H., Biringen, Z., Benton, J., Closson, L., Herndon, E., & Prosser, J. (2017). *Emotional Availability and Emotional Availability Zones (EA-Z): From assessment to intervention and universal prevention.*

Wright, B., Hackney, L., Hughes, E., Barry, M., Glaser, D., Prior, V., Allgar, V., Marshall, D., Barrow, J., Kirby, N., Garside, M., Kaushal, P., Perry, A., & McMillan, D. (2017). Decreasing rates of disorganised attachment in infants and young children, who are at risk of developing, or who already have disorganised attachment. A systematic review and meta-analysis of early parenting interventions. *PLOS ONE, 12*(7), e0180858. https://doi.org/10.1371/journal.pone.0180858

Beurteilung einer Interventionsstudie

Name der Studie: A mother–child intervention program for adolescent mothers: Results from a randomized controlled trial (the TeeMo study)

Forschungsziel: Wie Wirksam ist das Mutter-Kind-Interventionsprogramm im Vergleich zur

Standartunterstützung auf die mütterliche Sensibilität und kindliche Reaktionsfähigkeit bei jugendlichen Müttern und ihren Kinder?

Glaubwürdigkeit

1. Wie wurden die Teilnehmenden rekrutiert und den Untersuchungsgruppen zugeteilt?	*Rekrutierung? Randomisierung? Zuteilung?* Rekrutierung erfolgte in Zusammenarbeit mit dem Jugendamt, gynäkologischen und pädiatrischen Arztpraxen und Hebammenpraxen. Mütter die Interesse bekundeten wurden für ein weiteres Screening kontaktiert. Die jenigen die die Kriterien erfüllten und ihre schriftliche Einverständnis gaben wurden in die Studie mit aufgenommen. Die Zuteilung wurde von einem Randomisierungsprogramm übernommen.
2.Von wie vielen Teilnehmenden / Patient*innen, die anfangs in die Studie aufgenommen wurden, werden Ergebnisse in den primären/ sekundären Outcomes berichtet?	*Wurden die Ausfallraten begründet, z. B. Umzug, Tod, Verletzung des Protokolls? Follow-up > 80%?* Mit 56 Mutter-Kind-Paaren ist die Studie bei T1 gestartet, bei T2 waren es 47 und bei T3 45, und sind somit mehr als 80% beim Follow-up. Ausfallraten werden begründet.
3. Waren die Teilnehmenden, das Personal und die Untersuchenden verblindet?	*Wenn nein: wäre eine Verblindung möglich und ethisch vertretbar gewesen?* Weder Teilnehmer noch, Trainer der Intervention konnten verblindet werden. Jedoch waren die Forscher die die Bewertungen und Ergebnismessungen durchgeführt haben verblindet. Eine Verblindung wäre von allen beteiligten nicht möglichgewesen.
4. Waren die Untersuchungsgruppen zu Beginn der Studie ähnlich?	*Geschlecht, Alter, Krankheitsstadium, Bildung, Beruf? In primären und sekundären Outcomes?* Ja, es gab einen kleinen Unterschied an der Anzahl der Teilnehmer in den Gruppen, SC 27 und Steep-b 29.
5. Wurden die Untersuchungsgruppen - abgesehen von der Intervention - gleich behandelt?	*Unwahrscheinlich, dass andere Faktoren die Ergebnisse beeinflusst haben?* Ja, gleiche Assesments.
6. Wurden alle Teilnehmenden in der per Randomisierung zugeteilten Gruppe bewertet?	*Wechselte kein Teilnehmer die Gruppe? Intention-to-Treat-Analyse?* Kein Teilnehmer wechselte die Gruppe. Eine Intention-to-Treat-Analyse wurde bei Teilnehmern die aus der Intervention ausgestiegen sind angewendet, zeigen jedoch keinen Effekt.
7. War die Größe der Stichprobe ausreichend gewählt, um einen Effekt in der Population nachweisen zu können?	*Fallzahlberechnung?* Kleiner als von Anfang an erwünscht, ermöglicht jedoch trotzdem Nachweis eines großen Effekts (f=0,4) und einer Aussagekraft von 80% bei einem zweiseitigen Signifikanzniveau von 5%.

Aussagekraft

8. Wie ausgeprägt waren die Behandlungseffekte in der Stichprobe?	*z.B. RR, RRR, ARR, NNT? Median, Mittelwert? Cohen's d, eta², r?* Es wurde kein Interventionseffekt bei den primären Outcomes gefunden. Bei den sekundären Outcomes wurde ein Effekt auf der elterlichen Domänenskala des elterlichen Stress Indexes gefunden, was zeigt, dass die Mütter nach der STEEP-b Intervention weniger gestresst waren als die in der Kontrollgruppe, dieser Effekt reichte aber nicht über die Mehrfachvergleiche an. Mit dem Cohen's Kappa wurde die Bewertung der primären Outcomemessungen der Emotional Attachment Zones Evaluation berechnet und verifiziert. Für die Emotional Availability Scale wurde für 37 zufällig ausgewählte Fälle die Intraklassen-korrelationkoeffizienten berechnet und zeigten ebenfalls eine Übereinstimmung zwischen den unterschiedlichen Kodierern.
9. Sind Behandlungseffekte in der Stichprobe nur auf Zufall zurückzuführen? Kann auf Basis der Studienergebnisse von einem Behandlungseffekt in der Population ausgegangen werden?	*p-Wert + Alpha-Niveau?* Alpha-Niveau nicht angegeben. P-wert für mütterliche Sensibilität 0.98 und für kindliche Reaktionsfähigkeit 0,84 bei T2 weisen auf keine signifikanten Auswirkungen hin. Weder bei den primären als auch bei den sekundären Outcomes kann von Behandlungseffekten ausgegangen werden.
10. Wie präzise sind die Ergebnisse? In welchem Bereich liegen Behandlungseffekte vermutlich in der Population?	*Konfidenzintervalle?* Es liegt keine aussagekräftige Effektgröße vor ($\eta p2 < .001$). Dadurch, dass es keine aussagekräftigen Ergebnisse gibt, kann man davon ausgehen, dass ein kurzfristiges, engfokussiertes Interventionsprogrammmöglicherweise nicht ausreicht, um positives Erziehungsverhalten bei jugendlichen Müttern zu verbessern.

Anwendbarkeit

11. Inwiefern können die Ergebnisse auf andere Patientengruppen/ Situationen übertragen werden?	*Ähnliche Patienten, ähnliche Umgebung, Vergleichbare Interventionen?* Interventionen mit häufigeren Sitzungen und früherem Einsetzen könnten bei jugendlichen Müttern mehr bewirken.
13. Werden alle inhaltlich relevanten Ergebnisse berichtet?	*Nebenwirkungen? Compliance?* Es wird nicht von Nebenwirkungen oder von Abweichungen der Vorschriften berichtet.
14. Ist der Nutzen die möglichen Risiken und Kosten wert?	*Kostenanalyse?* Nein, da die Intervention nicht das Ziel der Studie unterstützt.

Erstellt in Anlehnung an http://www.medizin.uni-halle.de/pflegewissenschaft/index.php?id=351; V 1.6; aus: Behrens, J., & Langer, G. (2010): Evidence-based Nursing and Caring. Hans Huber: Bern | NP 2020

BEI GRIN MACHT SICH IHR WISSEN BEZAHLT

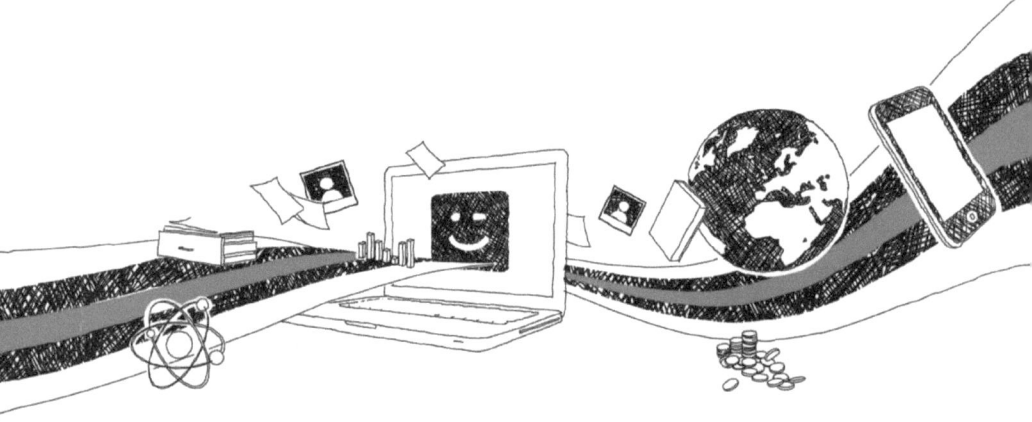

- Wir veröffentlichen Ihre Hausarbeit, Bachelor- und Masterarbeit

- Ihr eigenes eBook und Buch - weltweit in allen wichtigen Shops

- Verdienen Sie an jedem Verkauf

Jetzt bei www.GRIN.com hochladen und kostenlos publizieren

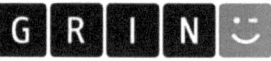